Mein Kind im 1. Lebensjahr

von Dr. med. Christof Metzler

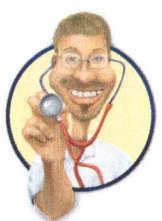

Mein Kind im 1. Lebensjahr

Was Eltern im 1. Lebensjahr
ihres Babys wissen sollten

Erfahrungen aus der Kinderarzt-Sprechstunde
von Dr. med. Christof Metzler,
Kinder- und Jugendarzt

Stand: Juli 2016

Inhaltsverzeichnis

Vorwort

Auf die Geburt hin sind die meisten Eltern durch den Besuch der Hebammen-Vorbereitungskurse sehr gut vorbereitet. Als Kinderarzt erlebe ich aber viel zu oft Eltern, die überrascht und verängstigt sind im Umgang mit ihrem Baby und dem, was mit ihm nach der Geburt, ja überhaupt im ganzen ersten Lebensjahr so alles passiert.

Und so entstand die Idee zu diesem Ratgeber, in dem ich im *ersten Teil* die Entwicklung eines gesunden Babys im ersten Lebensjahr beschreibe, insbesondere im Hinblick auf das, was auf die Eltern vom Zeitpunkt der Geburt an so alles zukommt – anhand der Vorsorgeuntersuchungen und an allgemeinen Empfehlungen.

Im *zweiten Teil* schreibe ich über die häufigsten Themen und Probleme, mit denen ich in meiner alltäglichen Kinderarztsprechstunde zu tun habe – nach dem Motto: das Häufige ist häufig. Denn was ich häufig in meiner Sprechstunde sehe, das ist mit großer Wahrscheinlichkeit auch irgendwann einmal ein Thema für jede normale Familie, also auch Ihre.

Und wenn Sie dieses Buch zu Ende gelesen haben werden, dann können Sie mit dem nötigen Wissen ausgestattet getrost dem ersten Jahr Ihres Babys entgegensehen.

Und noch was: wenn ich vom Kinderarzt schreibe, dann meine ich damit selbstverständlich immer auch automatisch meine Kollegin, die Kinderärztin.

Erster Teil

Nach der Geburt

Sobald das Baby geboren wurde, findet normalerweise die erste Untersuchung *U1* durch die Hebamme statt. Bereits in den ersten Lebensstunden müssen die Eltern die Frage der Hebamme beantworten, ob ihr Baby *Vitamin K*-Tropfen bekommen soll. Da gibt es meist schon die ersten großen fragenden Augen der Eltern, weil sie gar nicht wissen, wozu ihr Kind Vitamin K bekommen soll.

Wenn man so will, ist diese Vitamin K-Gabe die erste Vorsorgemaßnahme für das frisch geborene Baby. Vitamin K ist für die Blutgerinnung ein entscheidend wichtiges Vitamin, ohne das eine eventuell entstehende Blutung nicht ausreichend zum Stillstand kommen kann und dadurch lebensbedrohliche Zustände bis hin zum Tod eintreten können. Vor allem bei stressigen Geburten kommt es bei manchen Babys zu einem großen Verbrauch von Vitamin K, welcher auf natürliche Weise zunächst nicht gleich wieder ersetzt werden kann außer eben durch die Gabe dieses Vitamins.

Früher wurde es in Form einer Spritze dem Baby kurz nach der Geburt intramuskulär verabreicht, ohne dass die Eltern unbedingt danach gefragt wurden. Heutzutage darf dem Baby ohne das Einverständnis der

Eltern nichts mehr einfach so gegeben werden. Problematisch dabei ist, dass die Eltern normalerweise auf diese sie zukommende Frage in keinster Weise vorbereitet sind, sich aber schnell entscheiden müssen. Tatsächlich ist es natürlich sinnvoll, die Gabe dieser Tropfen zuzulassen, denn falls das Baby einen Mangel an Vitamin K nach der Geburt hat, wird er damit ausgeglichen; wenn es die Tropfen bekommt ohne dass es sie braucht, wird das Zuviel an Vitamin K einfach wieder ausgeschieden ohne Schaden anzurichten (etwa vergleichbar mit dem, was passiert, wenn Sie vier Orangen essen, obwohl Sie nur eine bräuchten, um ihren Vitamin C Bedarf zu decken – was wird passieren? Nichts, was Ihnen schadet. Der Körper holt sich was er braucht, der Rest wird ausgeschieden). Vitamin K bekommt das Baby entsprechend den Empfehlungen insgesamt drei Mal, direkt nach der Geburt, bei der U2 und bei der U3.

Die Vorsorgeuntersuchungen U2-U6

Ich gehe jetzt mit Ihnen anhand der Vorsorgeuntersuchungen U2 bis U6 durch das erste Lebensjahr.

U2

Die erste kinderärztliche Untersuchung ist die *U2.* Sie findet zwischen dem 3. und 10. Lebenstag statt, meistens noch im Krankenhaus. Bei dieser Untersuchung geht es vor allem darum, zu überprüfen, wie das Baby die Anpassung vom 37 °C-Wohlfühlbad mit all-inclusive-Vollversorgung hin zum Selbstversorger geschafft hat. Denken wir daran: im Mutterleib wurde das Baby über die Nabelschnur mit allem versorgt, was es braucht. Mit der Durchtrennung der Nabelschnur muss es von jetzt auf gleich sich selbst um die Versorgung mit Sauerstoff, also Atmung, kümmern und lernen, Nahrung aufzunehmen und zu verdauen. Das sind für das Baby riesengroße Aufgaben, bei denen es verständlicherweise die ein oder anderen Anfangsschwierigkeiten gibt. Insbesondere die Nahrungsaufnahme macht in den ersten Lebenstagen bisweilen größere Probleme. Selbstverständlich muss ja auch die Mutter erst einmal lernen, das Baby still, das heißt satt zu bekommen. Die Schwestern und Hebammen im Krankenhaus stehen dabei mit Rat und Tat zur Seite. Auch nach der Entlassung findet eine Betreuung durch eine Hebamme statt, die nachhause kommt, solange sie benötigt wird.

Es ist völlig normal, dass das Baby in den ersten Lebenstagen zunächst an Gewicht verliert, um dann meist nach 3-4 Tagen wieder zuzunehmen. Spätestens mit 10 Tagen hat es das Geburtsgewicht wieder erreicht.

Ebenfalls bekommen fast alle Neugeborene in den ersten Tagen eine mehr oder weniger gelbe Hautfarbe. Das nennt man die *Neugeborenen-Gelbsucht,* die dadurch entsteht, dass die Leber, die für die Verarbeitung und Ausscheidung des gelben Blutfarbstoffes (das so genannte Bilirubin) verantwortlich ist, in den ersten Lebenstagen diese Aufgabe noch nicht in ausreichender Weise erfüllt. Deshalb kommt es zu einem Anstieg des gelben Blutfarbstoffes im Blut, was dann in der Haut sichtbar wird.

Gelbliche Hautfarbe bei Neugeborenen ist normal!

Dieser gelbe Farbstoff ist ungefährlich, solange er eine bestimmte Grenze nicht überschreitet; liegt er aber über dieser Grenze, kann er gefährliche Auswirkungen auf das Gehirn des Babys haben. Deshalb werden bei Bedarf entsprechende Kontrollen des Blutes bzw. der Haut durchgeführt. Wenn er in den kritischen Bereich kommen sollte, wird eine so genannte Fototherapie durchgeführt. Dabei wird das Baby nackt im Wärmebett unter eine spezielle Lampe gelegt, die völlig ungefährliches blaues Licht mit einer ganz bestimmten Wellenlänge aussendet (also keine gefährliche Strahlung!), wodurch die damit beleuchtete Haut in die Lage versetzt wird, diesen gelben Farbstoff so umzuwandeln, dass er über die Niere ausgeschieden werden kann.

In den ersten Lebenstagen findet noch eine weitere Vorsorgemaßnahme statt, zu denen die Eltern ebenfalls ihre Zustimmung geben müssen: das so genannte *Neugeborenen-Stoffwechselscreening.* Dabei wird meist aus der Ferse, manchmal auch aus einer Vene, Blut auf ein Testkärtchen getropft, welches anschließend in ein Untersuchungsinstitut geschickt und dort auf bestimmte Stoffwechselkrankheiten hin untersucht wird. Es gibt angeborene Krankheiten bei Neugeborenen, die man zunächst nicht erkennen kann, aber im Blut entsprechende Befunde ergeben, sodass eine frühzeitige Diagnose und Therapie ermöglicht wird.

Auch findet in den ersten Lebenstagen ein *Hörtest* statt, bei dem festgestellt wird, ob beide Ohren hören können.

Die Ergebnisse all dieser und der folgenden Untersuchungen werden im gelben Heft, ein *Vorsorgeheft* vergleichbar mit dem blauen Mutterpass, festgehalten. Dabei sind besonders die letzten Seiten dieses Heftes interessant, wo die Entwicklung der Körperlänge und des Gewichts sowie des Kopfumfangs im Vergleich zu dem jeweiligen Altersdurchschnitt bis zum 6. Lebensjahr dargestellt wird. Hierdurch ergibt sich für die Eltern die Möglichkeit, selbst zu überprüfen, ob zum Beispiel das Gewicht des Babys im Vergleich zum Altersschnitt wirklich zu gering oder zu hoch ist...

Bei der U2 werden die Eltern auch über die Empfehlung aufgeklärt, ihrem Baby jeden Tag bis zum Erreichen des ersten Geburtstages eine bestimmte Menge *Vitamin D* und *Fluor* in Form einer Tablette zu geben. Diese Tablette löst sich in Wasser, Tee oder Milch auf einem Löffel schnell auf, so dass sie in aufgelöster Form einfach in den Mund gegeben werden kann – am besten immer um die gleiche Zeit. Wenn sie das eine oder andere Mal vergessen wird, ist das kein Beinbruch. Um diese Tablette gibt es immer wieder Diskussionen über deren Notwendigkeit und über deren möglichen Nebenwirkungen, deshalb möchte ich an dieser Stelle darauf eingehen: Vitamin D ist unter anderem zur Bildung eines festen Knochens erforderlich, Fluor zur Bildung eines festen, Karies resistenten Zahnschmelzes. Beide Substanzen sind in der Muttermilch nicht in ausreichend hoher Konzentration vorhanden und sollen deshalb ergänzt werden. Zwar kann die Haut, wenn sie von der Sonne beschienen wird, Vitamin D selbst herstellen, allerdings müsste dazu das Baby mehrere Stunden am Tag weitgehend entkleidet in der Sonne liegen, was zumindest in der kalten Jahreszeit unmöglich und im Sommer wegen der Gefahr des Sonnenbrandes ebenfalls problematisch ist. Bezüglich der Kariesprophylaxe mit Fluor ist zu sagen, dass seit ihrer Einführung vor vielen Jahren die Karieshäufigkeit drastisch abgenommen hat. Heutzutage wird überlegt, ob die allgemeine Empfehlung für die Gabe des Fluors erst mit dem Erscheinen der ersten Zähnchen ausgesprochen werden soll. Manche Kollegen sind deshalb dazu übergegangen, zunächst nur ein Vitamin D Präparat zu verschreiben, um dann mit den ersten Zähnchen entweder auf ein Kombinationspräparat umzusteigen oder das Fluor über das Putzen mit einer fluorhaltigen Milchzahn-Zahnpasta direkt in den Schmelz einzureiben.

Tatsächlich gibt es Babys, aber das sind nach meiner Erfahrung wirklich nur ganz ganz wenige Babys, die auf die Gabe einer Vitamin D-Tablette oder Vitamin D-Fluortablette mit vermehrter Unruhe reagieren. Sobald man die Tablette weglässt, zeigen sie wieder ein normales Verhalten. In diesem Fall kann man alternativ das Vitamin D in Ölform geben, was dann meist problemlos vertragen wird. Mit dem Erscheinen der ersten Zähne bekommen die Kinder das nötige Fluor über das regelmäßige Zähneputzen mit fluorhaltiger Zahnpasta, oder, wenn das nicht möglich sein sollte, über die kombinierte Vitamin D-Fluor-Tablette.

Am Ende der U2 mache ich die Eltern stets darauf aufmerksam, sich sofort nach der Entlassung aus dem Krankenhaus um einen Termin zur U3 bei ihrem Kinderarzt zu kümmern, die nämlich schon zwischen der vierten und sechsten Lebenswoche stattfinden soll.

U3

Bei der *U3* ist neben der Kontrolle der Gewichts-, Größen- und Kopfumfangsentwicklung, der kompletten körperlichen Untersuchung und der dritten Vitamin K-Gabe die *Ultraschalluntersuchung der Hüften* vorgesehen. Hierbei geht es darum, früh- und rechtzeitig zu erkennen, ob die Hüftgelenke altersentsprechend ausgereift sind. Wenn nicht, können durch entsprechende Maßnahmen, wie breites Wickeln oder im ausgeprägteren Fall das Anlegen einer Spreizhose schlimme Folgen für das Hüftgelenk verhindert werden.

Am Schluss dieser U3-Untersuchung bekommen die Eltern von mir eine Hausaufgabe auf: nämlich ihr Baby ganz *bewusst auf den Bauch* zu legen, wenn es wach ist. Seit der Entdeckung, dass der plötzliche Kindstod häufiger bei den Babys vorkommt, die auf dem Bauch schlafen, wird ausschließliches Schlafen auf dem Rücken empfohlen. Dies hat zur Folge, dass die Babys die meiste Zeit auf dem Rücken liegen und, wenn es ruhig-zufriedene Babys sind, auch immer in der gleichen Kopfhaltung. So kommt es leider recht häufig zu entsprechenden Verformungen des Schädels. Außerdem haben die Babys nur in der Bauchlage die Möglichkeit, ihre Rückenmuskeln, die zur Stabilisierung der Wirbelsäule notwendig sind, zu trainieren, um später sitzen und stehen zu können. Deshalb ist es so wichtig, dass sie, wenn sie wach sind, möglichst viel auf dem Bauch liegen. Wenn man damit beginnt, fangen sie meist schon kurz danach an, zu meckern und zu schreien; die meisten Eltern reagieren dann instinktiv nicht ideal, wenn sie sagen: „Mein Kind mag das nicht!" und es dann rasch wieder zurück auf den Rücken drehen. Ich empfehle, auch wenn sie meckern, sie bewusst noch eine Weile auf dem Bauch liegend hinzuhalten mit Ablenken und Faxen machen, um so jeden Tag ein bisschen mehr Kraft zu entwickeln und länger auszuhalten. Und schon nach wenigen Wochen haben alle Babys Freude an der Bauchlage, weil sie ihr Köpfchen lange Zeit hoch heben und ihre Umwelt genauso gut wahrnehmen können wie in der Rückenlage.

An dieser Stelle muss ich auch auf das Problem der *Lieblingsseite* eines Babys eingehen: jeder Mensch hat eine Lieblingsseite. Denken Sie einfach daran, dass auch Sie beim Buch Lesen im Bett eine Seite haben, auf der Sie lieber liegen. So ist es auch bei den Neugeborenen. Oft haben die Kinder bei entsprechend schwieriger Geburt z. B. eine Zerrung im Bereich der Nacken- oder Halsmuskulatur erfahren, so dass sie von Anfang an eine Seite lieber schonen und dies weiterhin tun, auch wenn der Schmerz längst verflogen ist.

Einseitige Schädellage vermeiden!

Eine solch einseitige Lage führt innerhalb von wenigen Wochen aufgrund der im ersten Jahr bestehenden ausgeprägten Weichheit der Knochen zu einer leider sehr deutlichen Schädelverformung. Diese Verformung hat zwar keine negativen Auswirkungen auf das Gehirn, sieht aber nicht besonders gut aus. In einem solchen Fall ist es wichtig, stets darauf zu achten, dass alles, was das Baby interessiert, sich auf der jeweils gemiedenen Seite befindet. Auch ist es manchmal sinnvoll, zum Schlafen eine Handtuchrolle unter das Leintuch seitlich unter die Schulter zu schieben, so dass eine Körperseite erhöht ist und sich so das Köpfchen leichter auf die gewünschte Seite dreht und dort verbleibt.

Neben dieser Hausaufgabe bitte ich die Eltern am Ende der U3, sich mit dem Thema *Schutzimpfungen* auseinander zu setzen und sich eine Meinung zu bilden, da bei der folgenden Untersuchung U4 nach den geltenden Empfehlungen der STIKO (Ständige Impfkommission) mit der Grundimmunisierung begonnen werden soll, dies aber eben nur mit dem ausdrücklichen Einverständnis der Eltern. Seit 2013 steht die Schluckimpfung gegen die Rotaviren, die häufigsten Erreger des Brechdurchfalls, auf der Liste der empfohlenen Impfungen. Diese Impfung soll schon ab dem Alter von sechs bis spätestens 12 Wochen gegeben werden. Sie wird – je nach Impfstoff – ein- oder zweimal im Abstand von vier Wochen wiederholt und sollte möglichst mit 20 Monaten abgeschlossen sein. Durch dieses Vorgehen wird das Risiko für die Impfkomplikation Invagination (Einstülpung eines Darmabschnittes) minimiert.

U4

Bei der *U4* (also im Alter von etwa 3 Monaten) ist schön zu sehen, wie gut das Baby in der Zwischenzeit sein Sehvermögen verbessert hat: es lächelt nämlich zurück, wenn ich es anlächle. Überhaupt hat sich in seiner Entwicklung zwischenzeitlich einiges getan: es benützt seine Händchen, um alles in den Mund zu stecken, was es zwischen die Finger bekommt und nagt teilweise heftig daran herum. Oft meint man, dass vielleicht jetzt schon die ersten Zähnchen kommen, doch die kommen meist eher später. Es ist die so genannte *orale Phase,* in der sich das Baby jetzt befindet und seine Umwelt über die Lippen, den Mund und die Zunge wahrzunehmen versucht. Dabei kommt es meistens zu dem typischen, heftigen Speicheln und Sabbern.

Je nachdem, wie hoch das Köpfchen schon gehalten werden kann und wie bewegungsfreudig das Baby ist, ist es manchmal schon kurz davor, sich zu drehen. Die Eltern werden von mir in diesem Fall darauf hinge-wiesen, ihr Kind nur unter ständiger Aufsicht auf einer erhöhten Unter-lage (zum Beispiel der Wickelkommode) liegen zu lassen, da sonst die große Gefahr von Abstürzen besteht (s. auch Kapitel „Unfälle").

Nach entsprechender Aufklärung und bei entsprechendem Einver-ständnis der Eltern werden zum Schluss der Untersuchung die ersten intramuskulären *Schutzimpfungen* nach den aktuellen Empfehlungen der STIKO (Ständige Impfkommission) durchgeführt. Vier Wochen spä-ter erfolgen die gleichen Impfungen ein zweites Mal, und ein drittes Mal spätestens im Alter von etwa fünf Monaten bei der U5. Auf das Thema Impfungen gehe ich selbstverständlich noch extra im Zweiten Teil ein.

U5

Die *U5* (im Alter von ca. 5 Monaten) ist eine meiner Lieblingsuntersuchungen – warum? Das kleine Menschenkind ist jetzt schon eine richtig kleine Persönlichkeit, die schon weiß, was sie will, Ansprüche hat und diese auch schon durchaus durchzusetzen versucht und es aufgrund ihres unwiderstehlichen Charmes auch meistens schafft. Dabei lässt es sich in der Regel aber von mir noch gerne und ohne Gegenwehr untersuchen – das eigentliche Fremdeln, das mir dann bei den folgenden Untersuchungen leider oft genug begegnet, tritt meist erst später, so ab dem 8./9. Lebensmonat auf.

Die *motorische Entwicklung* der Babys geht jetzt mit Riesenschritten weiter – sie können sich in der Regel schon sehr gut drehen und auf diese Weise sich im Raum bewegen und wenn man ihnen hilft, dann können sie scheinbar schon stehen und haben meist ihre helle Freude daran. Tatsächlich aber sollte man speziell in diesem Alter den Grundsatz befolgen, dass die Babys nur das tun dürfen, was sie selbst aus eigener Kraft tun können. Konkret heißt das: längere Zeit Sitzen ist erst erlaubt, wenn keinerlei Unterstützung mehr erforderlich ist, sie also allein völlig frei sitzen können. Stehen und insbesondere Hüpfen dürfen die Säuglinge entsprechend auch erst, wenn sie es selbst ohne Hilfe zum Beispiel sich am Laufstallgitter oder an einem Stuhl festhaltend tun können. So sollten z. B. Lauflernwagen und Hopsersitze in diesem Alter keinesfalls benützt werden, auch wenn die Kinder scheinbar einen Mordsspaß damit haben. Sie würden sonst die Gelenke der Beine auf nicht natürliche Weise belasten und möglicherweise schädigen.

Bis zur nächsten Untersuchung, der U6, zum ersten Geburtstag, vergehen jetzt etwa sechs Monate. In dieser Zeit entdeckt das Baby die Wohnung, das heißt sie muss spätestens jetzt kindersicher sein (siehe Checkliste für eine kindersichere Wohnung auf Seite 74).

Im zweiten Lebenshalbjahr entwickelt sich die *Sprache* zunächst über deutlich zu verstehende Doppelsilben wie dada, mamam vor allem über das Vorbild der Bezugspersonen, die die Sprache auch über Lieder und Reime interessant machen.

> **Sprechen lernen Babys durch Hören von Sprache**

Bis zum ersten Geburtstag versteht ein Baby schon eine ganze Menge, insbesondere das, was es verstehen will – versteht sich. Es kann zeigen, wie groß es ist, es kann sich verabschieden mit Winke Winke, es liebt Kuckuckspiele, und kann endlos das Spiel spielen: ich lass es fallen und du hebst es auf.

Seine Persönlichkeit reift immer mehr und es weiß zwar schon ganz genau, dass es bestimmte Dinge nicht tun darf, tut es aber trotzdem.

Das Zornen und die Trotzanfälle kommen zunehmend häufiger vor und spätestens jetzt wird den Eltern klar, dass sie mitten im Erziehungsstress stehen, auch wenn sie damit in diesem Alter noch nicht wirklich gerechnet haben. Tatsächlich hat Erziehung nach meiner Erfahrung aber schon längst begonnen: zumindest die Erziehung der Eltern durch die Kinder…

U6

Bei der *U6,* also mit einem Jahr, tue ich mir oft schon recht schwer, die Kinder in Ruhe untersuchen zu können, da sie mich meist nicht mehr so gerne an sich heranlassen. Jetzt geht es auch um die Beurteilung des *Sehvermögens*. Es werden Fragen gestellt wie: Sieht das Kind den Zeppelin (der in der Bodenseeregion häufig zu sehen ist) oder das Flugzeug am Himmel und verfolgt es mit den Augen eine Ameise oder hebt es Krümel vom Boden gezielt auf; bemerken die Eltern manchmal ein Schielen oder gibt es in der Familie Augenprobleme – bei den geringsten Hinweisen auf eine Sehstörung muss spätestens jetzt eine augenärztliche Untersuchung veranlasst werden.

Auch bei der U6 werden wieder *Schutzimpfungen* durchgeführt, wenn nach dem Willen der Eltern entsprechend der Empfehlungen verfahren wird.

Das *Zähneputzen* wird spätestens jetzt, wenn die ersten Zähnchen da sind, angesprochen. Es soll morgens und abends regelmäßig mit einer kleinen Menge einer fluorhaltigen Milchzahn-Zahnpasta durchgeführt werden und einen wichtigen Platz im Tagesablauf bekommen.

Ich bestärke auch die Eltern in ihrem Bemühen, auf die Einhaltung bestimmter Familienregeln beim jetzt zum Kleinkind werdenden Baby zu achten und darauf zu bestehen. Im speziellen Abschnitt Erziehung im gleich folgenden zweiten Teil werde ich dazu noch ein paar Worte verlieren.

Zwischen der U6 und der ihr folgenden U7 liegt ein ganzes Jahr, wobei zwischenzeitlich noch Sprechstundenbesuche zur Vervollständigung der Grundimmunisierungen erfolgen werden.

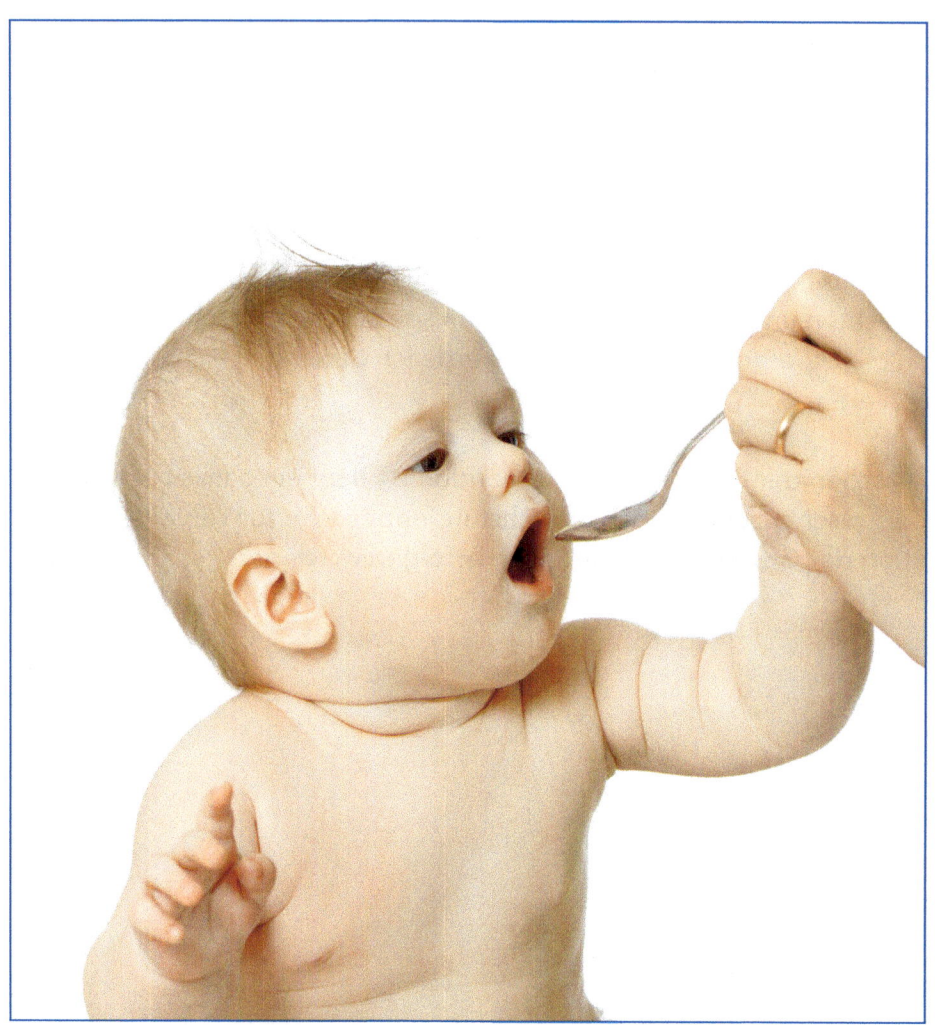

Zweiter Teil

Ich werde jetzt über die häufigsten Themen und Probleme in der Säuglingszeit berichten, die zu einem Besuch in meiner Sprechstunde oder zu einem telefonischen Beratungsgespräch führen.

Ernährung

Die meisten Mütter wollen und können ihr Baby stillen. Über die typischen Anfangsschwierigkeiten in den ersten Lebenstagen habe ich ja schon gesprochen und normalerweise werden sie mithilfe der Hebammen und Kinderkrankenschwestern auch überwunden. Manchmal ist es notwendig, in den ersten Lebensstunden und Lebenstagen Milch über die Flasche zuzufüttern, wenn ein Teufelskreis zu entstehen droht: bekommen die Neugeborenen nämlich anfänglich nicht genügend Milch und damit Energie ab, aus welchen Gründen auch immer, dann haben Sie bald keine Kraft mehr, kräftig und anhaltend an der Brust zu saugen, was aber notwendig wäre. Aus der Flasche zu trinken ist dann wesentlich Kräfte sparender, wobei durchaus abgepumpte Muttermilch oder alternativ Flaschenmilch gegeben werden kann.

Wenn in der Familie des Neugeborenen, also bei Papa und Mama, Onkels und Tanten, allergische Krankheiten wie Heuschnupfen, allergisches Asthma oder Neurodermitis vorkommen, ist es sinnvoll, HA-Milchprodukte zu verwenden und zwar bis zum sechsten Lebensmonat. HA steht für hypo-allergen und bedeutet weniger allergisierendes Potenzial zu haben als die normale Flaschenmilch. Diese HA-Milchnahrung eignet sich zum Zufüttern zur Muttermilch genauso wie als alleinige Milch, wenn nicht gestillt werden kann.

Gestillte Babys holen sich das, was sie brauchen, meistens sogar eher mehr, weil es einfach so gut schmeckt. Das führt dazu, dass sie häufig spucken und dennoch sehr gut an Gewicht zunehmen.

Überhaupt *spucken* Neugeborene und Säuglinge im ersten Lebensjahr grundsätzlich viel und häufig, was viele Eltern verunsichert und viel Wäsche verursacht. Das hat mit drei Dingen zu tun:

1. Mit der Tatsache, dass der Mageneingangsmuskel, der normalerweise den Magen Richtung Speiseröhre fest verschließt und verhindert, dass Mageninhalt die falsche Richtung nimmt, dass dieser Muskel im ersten Lebensjahr recht schwach ist und es deshalb beim Pressen oder beim Aufstoßen leicht zum Spucken von Mageninhalt kommt.

2. Flüssige Nahrung wie die Milch schwappt leichter nach oben als feste, weshalb es dann mit der Breizufütterung meist besser wird.

3. In den ersten Lebensmonaten liegen die Kinder meistens entweder auf dem Rücken oder auf dem Bauch, wodurch das Herauslaufen des Mageninhalts sehr begünstigt wird. Mit dem Sitzen und Stehen bessert sich dies ebenfalls.

> **Auch wenn das Baby extrem viel spuckt: wenn es dabei trotzdem zufrieden ist und ausreichend an Gewicht zunimmt, besteht kein Handlungsbedarf!**

Wenn das Spucken durch zu viel geschluckte Luft verstärkt wird, was man unter anderem an häufigem und heftigem Aufstoßen erkennt, kann die Gabe von sogenannten Entschäumern in Form von Tropfen hilfreich sein. Diese Mittel werden überhaupt gern gegeben beziehungsweise ausprobiert: grundsätzlich habe ich nichts dagegen, aber ich empfehle immer wieder kritisch zu hinterfragen und zu prüfen, ob sie wirklich längere Zeit notwendig sind. Simpler Tipp: einfach einmal nicht geben und schauen, ob sich die Situation ohne die Tropfen wieder verschlechtert. Und noch etwas zu diesen Tropfen: Sie schmecken sehr süß und allen Babys sehr gut. Das ist der Grund, warum Kinder, wenn sie unruhig sind und diese Tropfen bekommen, sich oft schlagartig beruhigen. Es ist nicht etwa der Wirkstoff an sich, der diese Wirkung hervorruft, sondern ausschließlich die Tatsache, dass sie süß schmecken. Und ich bin mir nicht sicher, ob es das ist, was Eltern wollen: dass ihre Kinder lernen, wenn's ihnen mal nicht so gut geht, gibt es etwas Süßes – das nur mal so als Gedankenanstoß…

Grundsätzlich sollten Kinder zwischen den einzelnen Mahlzeiten eine ausreichend lange Pause einlegen – einmal natürlich vor allem für die Mutter und zum anderen auch, um der Verdauung ausreichend Zeit zu geben: das heißt, die alte Nahrung erst einmal verdauen, bevor die neue kommt. Konkret heißt das: anzustreben ist eine Pause zwischen den Mahlzeiten von 3-4 Stunden. Das muss und kann in Einzelfällen variieren, aber es ist immer einen Versuch wert, eine zu kurz geratene Pause entweder mit Tee, zum Beispiel ungesüßtem Fencheltee oder mit purem Leitungswasser oder auch mit einem kurzfristigen Spaziergang zu verlängern. Übrigens: das Wasser, das Sie Ihren Kindern zwischendurch anbieten, muss in Deutschland normalerweise nicht abgekocht werden, sondern kann direkt aus dem Küchenwasserhahn entnommen werden. Es gibt kein besser geprüftes Lebensmittel, als unser Trinkwasser, und es besteht überhaupt kein Grund, dieses Wasser in irgendeiner Form abzukochen oder aufzubereiten, selbst wenn es sehr kalkhaltig sein sollte, was weder den großen noch den kleinen Menschen in irgendeiner Form schadet.

Wenn ein Baby *Flaschenmilch* bekommt, so muss man wissen, dass die Verdauungsorgane damit zunächst ein gewisses Problem haben, weil sie eigentlich auf Muttermilch eingestellt sind. Muttermilch zum Beispiel bewirkt grundsätzlich einen sehr weichen, meist wässrigen

Stuhlgang, der zunächst täglich mehrmals die Windeln füllt, später aber immer seltener auftritt, zum Beispiel nur alle 14 (!) Tage. Wie gesagt, das gibt es bei reiner Muttermilchernährung und das ist völlig normal. Die Flaschenmilch dagegen führt zu eher festerem Stuhl, der regelmäßig, das heißt täglich oder spätestens alle zwei bis maximal drei Tage abgesetzt werden sollte, sonst wird er zu fest. Die Gabe von zusätzlich Wasser oder Tee wird in einem solchen Fall empfohlen, um den Stuhl weicher zu bekommen.

Der Vorteil der Flaschenmilchgabe ist, dass man sehr genau erfahren kann, wie viel das Baby trinkt. Man kann sich durchaus an die Empfehlungen, die auf der Milchpackung zu lesen sind, halten. Oft aber ist es so, dass die Kinder mehr trinken wollen, als ihnen eigentlich zusteht. In diesem Fall kann man sich folgendermaßen helfen: man gibt einfach mehr Wasser der empfohlenen Pulvermenge hinzu, so dass das Kind zwar mehr zu trinken, aber nicht mehr Milchpulver, d. h. nicht mehr Kalorien bekommt, was unweigerlich zu einer zunehmenden Moppeligkeit führen würde. Man könnte auch schlicht sagen: das Kind wird sonst zu dick.

Ich werde öfters gefragt, welche Flaschenmilch denn die bessere sei. Nun, die verschiedenen Flaschenmilchprodukte unterscheiden sich in ihrer Zusammensetzung, was das Gedeihen betrifft, nicht wesentlich. Unterschiedlich ist der Geschmack und z. B. der Gehalt an die Milch verdickenden oder den Stuhl eher weich machenden Stoffen. So kann es in dem einen oder anderen Fall sinnvoll sein, die Milch zu wechseln. Grundsätzlich sollte man das aber in den ersten zwei Monaten nicht ohne wirklichen Grund und am besten in Absprache mit dem Kinderarzt tun, um auch wirklich eine Besserung zu erreichen.

Wenn das Baby vier Monate alt ist, kann mit der *Breizufütterung* begonnen werden. Es ist immer ein gewisses Abenteuer, wenn Kinder anfangen, mit dem Löffel zu essen, aber schlussendlich hat bisher noch jedes Kind es irgendwann einmal gelernt. So wird es auch Ihr Kind lernen – keine Angst! Sinnvollerweise beginnt man mit der Mittagsmahlzeit; wenn eventuelle Probleme wie Bauchschmerzen auftreten, so hat man noch einen halben Tag, um damit fertig zu werden. Diese Mittagsmahlzeit besteht zunächst aus einer Sorte gekochtem und passiertem *Gemüse,* zum Beispiel Karotte, Pastinake, Kürbis, Broccoli oder Zucchini, die dann bald jedoch durch Kartoffel ergänzt wird. Ob diese Mahlzeit selbst zubereitet oder als Gläschen gekauft wird, ist schlussendlich die persönliche Entscheidung der Eltern. Zweifelsohne ist es jedoch sicher günstig, beim selbst Zubereiten Biogemüse zu verwenden. Es darf aber dann wegen der *Fettlöslichkeit wichtiger Vitamine* die Zugabe eines Schusses *Raps- oder Olivenöl* zum Gemüse nicht vergessen werden. Achtung: sobald das Baby eine entsprechend große Menge Gemüse zu sich nimmt, verändert sich der Stuhl und er wird fester.

Spätestens jetzt muss die zweite Sorte Brei gegeben werden, vorzugsweise nachmittags nach dem Mittagsschlaf in Form von *Obst.* Und zwar Apfel oder Birne und am besten frisch: das heißt geschält und dann auf der Glasreibe oder mit dem Zauberstab püriert und so direkt per Löffel gegeben. Ein saurer Apfel kann mit der Gabe von etwas Banane gesüßt werden – aber Vorsicht: Banane stopft – sie ist deshalb das ideale Obst bei einer Durchfallerkrankung. Bei Neigung zu festem Stuhl sollte man jedoch sehr vorsichtig mit Banane umgehen und nicht zuviel davon geben! Frische Äpfel und Birnen haben eine Stuhl verweichlichende Eigenschaft: Und zwar je mehr davon gegeben wird, desto weicher wird der Stuhl.

Beim dritten Brei handelt es sich um den abendlichen *Getreidebrei,* den man selbst zubereiten oder als Fertigpulver zum Anmischen mit Wasser oder Milch kaufen kann. Er führt in der Regel dazu, dass die Babys in der Nacht nicht mehr wegen Hunger aufwachen, sondern bis zum nächsten Morgen durchschlafen.

In dieser Zeit der Breizufütterung ist das größte und häufigste Problem die *Neigung zur Verstopfung.* Ihr kann man am ehesten dadurch begegnen, dass man einesteils versucht, dem Baby mehr freie Flüssigkeit in Form von Wasser oder Tee, anderenteils so viel Apfel oder Birne zu geben, bis der Stuhl ausreichend weich ist. Das kann heißen, dass sowohl morgens als auch nachmittags Apfel oder Birne als Zwischenmahlzeit gegeben, mittags zusätzlich in das Gemüse hineingemischt, und auch zusätzlich in den Abendbrei hineingerührt werden muss, um einen ausreichend weichen Stuhl zu bekommen.

**Bestes Mittel gegen Verstopfung:
Apfel oder Birne, frisch und ungekocht**

Spätestens ab dem sechsten Monat soll auch Fleisch (z. B. Kalbfleisch, Putenfleisch) und Fisch (z. B. Lachs, Thunfisch) zusätzlich in den Gemüsebrei hinein gemischt werden und zwar maximal zweimal pro Woche – vor allem wegen des in ihm vorhandenen, wichtigen Eisens.

Die Ernährung des Babys mit etwa einem halben Jahr sieht also idealerweise folgendermaßen aus: früh morgens Milch – entweder Muttermilch oder Flaschenmilch, als vormittägliche Zwischenmahlzeit eventuell nochmals Milch oder Obst, mittags Gemüse – beziehungsweise Gemüse-Fleischmahlzeit, nachmittags Obstbrei und abends Getreidebrei.

In den folgenden Monaten wird sich das Baby dann zunehmend auch für die Speisen der anderen Familienmitglieder interessieren und von dem einen oder anderen naschen, was es auch darf, solange es es verträgt, das heißt z. B. keine Bauchschmerzen oder keinen Ausschlag davon bekommt.

Für das erste Lebensjahr ist meine Empfehlung, was das *Trinken* betrifft, sehr übersichtlich: ungezuckerte Tees und Wasser, also Leitungswasser oder mehr oder weniger stilles Mineralwasser. Hintergrund für diese Empfehlung: 1. süße Getränke in der Nuckelflasche führen unweigerlich zu Karies und sind deshalb grundsätzlich verboten. 2. Wenn sich Babys einmal an süße Getränke gewöhnt haben, wollen sie in der Regel keine anderen mehr, was große Probleme aufwirft, wenn sie im Rahmen einer Durchfallerkrankung zum Beispiel keine zuckerhaltigen beziehungsweise fruchtsäurehaltigen Getränke wie den beliebten Apfelsaft trinken dürfen, sondern eben nur Tee und Wasser erlaubt ist. Die Apfelsaftschorle ist ein durchaus gesundes Getränk, aber bitteschön erst, wenn sie aus einem Becher oder Glas getrunken werden kann.

Babys Haut

Die *Babyhaut* führt häufig zu einer gehörigen Verunsicherung der Eltern. Schon gleich nach Geburt verändert sie sich auf meist sehr unschöne Art:
es entstehen rote Flecken, sie beginnt sich zu schuppen und es sind oft richtig kleine Pickelchen zu beobachten. Diese Hauterscheinungen in den ersten Lebenstagen sind völlig normal und bei jedem Baby zu beobachten. Stellen Sie sich vor: Sie liegen neun Monate in immer gleich bleibendem 37 °C warmem Wasser – und dann muss sich die Haut von jetzt auf gleich mit ständig wechselnden Umgebungsbedingungen auseinandersetzen. Dazu kommt, dass über die Nabelschnur und die Muttermilch auch noch jede Menge an mütterlichen Hormonen in den kindlichen Körper gelangt sind, die das ihre dazu beitragen, den so genannten Neugeborenen-Ausschlag, auch *Babyakne* genannt, hervorzurufen.

In den ersten Lebenstagen fällt den Eltern eine ausgesprochen trocken-abschuppende Haut auf, die man am liebsten eincremen möchte. Dies ist allerdings überhaupt nicht notwendig – es ist eine normale Hautreaktion nach neun Monaten Wasserkontakt und normalisiert sich ganz von allein.

Im *Windelbereich* entsteht durch den Kontakt mit Urin und Stuhl häufig eine entsprechende Reizung, die man am besten mit einer einfachen weichen Zinkpaste behandelt. Die Zinkpaste führt nicht nur ideal zur Abheilung sondern hinterlässt auf der Haut eine Schutzschicht, die vor dem nächsten Angriff durch scharfen Urin und Stuhl schützt.

Das Baby braucht nicht mehr als einmal pro Woche gebadet zu werden – idealerweise in einem *Ölbad,* nicht in einem Schaumbad, weil das Schaumbad die Haut eher austrocknet, das Ölbad die Haut beim Herausnehmen aus der Badewanne aber wieder mit Feuchtigkeit versorgt. Sehr gut geeignet ist zum Beispiel ein Kleie-Ölbad.

Eine häufige, bei Eltern Unsicherheit hervorrufende Besonderheit der Baby-Kopfhaut ist deren Neigung zur Bildung von *Gneis* – auch *Milchschorf* genannt – was oft die Assoziation zu Milchallergie hervorruft. Das ist unsinnig – mit Milchschorf ist nämlich die Beschreibung dessen gemeint, was auf dem Boden eines alten Kochtopfes übrig bleibt, wenn man Milch erhitzt. Diese schwer entfernbare Kruste soll wohl eine gewisse Ähnlichkeit mit dem Kopfgneis haben – na ja – auf jeden Fall hat sich diese Beschreibung bis heute gehalten und führt weiterhin zur Verunsicherung der Eltern. Ich benütze deshalb bewusst lieber den Begriff Kopfgneis. Er weist übrigens auch nicht darauf hin, dass das Kind deshalb automatisch Neurodermitis hat oder bekommen wird. Diesen Kopfgneis beobachte ich im Prinzip bei fast allen Babys mehr oder weniger – aber verstärkt bei den hell haarigen. Es fällt auf, dass in der Regel der Kopfgneis die Babys in keinster Weise stört, was mich zu dem Spruch gebracht hat: „Was das Kind nicht juckt, braucht die Eltern auch nicht jucken!". Und das meine ich wörtlich. Also, dass keine Maßnahmen erforderlich sind, diesen Kopfgneis in irgendeiner Form zu entfernen, solange das Kind dadurch nicht gestört wird (und das passiert selten!). Auch wenn die Großeltern, die Nachbarn und sonstige stets besser wissenden Leute Ihnen in den Ohren liegen, doch endlich was gegen den Milchschorf zu unternehmen. Diesen Gneis kann man zwar durch vorheriges Aufweichen zum Beispiel mit Olivenöl mit einem weichen Tuch abrubbeln, aber bereits spätestens zwei Tage danach ist der Gneis in gleicher Ausprägung, vielleicht sogar noch etwas mehr, wieder auf dem Kopf drauf. Ich kann Ihnen aus meiner Erfahrung nur berichten, dass der Kopfgneis eines Tages von alleine verschwindet. Das kann aber durchaus Jahre dauern! In der Zwischenzeit wachsen jedoch die Haare darüber, so dass man ihn nicht mehr sieht.

> **Kopfgneis verschwindet von alleine!**

Die *Neurodermitis,* vor der viele Eltern Angst haben, kommt eigentlich nicht so häufig vor, dass sie Gegenstand der Behandlung in diesem Ratgeber sein müsste, in dem ich ja über das häufig Vorkommende schreiben möchte. Aber die Angst davor ist häufig, deshalb ein paar Worte darüber: In den ersten zwei Jahren ist die Haut der Babys und Kleinkinder deutlich empfindlicher als sie es später sein wird. Das äußert sich in den ersten Monaten in einer Neigung zur rauhen-trockenen Haut, die meist eine inselförmige Ausprägung hat. Also zum Beispiel ausschließlich rauhe trockene Bäckchen, wobei die übrige Gesichtshaut sonst unauffällig ist, inselförmige rauhe Stellen an der Brust, im Bauchbereich, an den Oberarmen und Oberschenkeln mit der Neigung zu wandern – also mal hier mal da auftreten und wieder verschwinden. Diese Hauterscheinung, die sehr häufig ist, lässt bei fast allen Eltern die Angst entstehen, ihr Kind könnte Neurodermitis haben. Wenn ich sie frage, ob sie gesehen haben, dass ihr Kind sich kratzt oder irgendwie sonst dadurch beeinträchtigt erscheint, antworten sie meist mit Nein, was es mir leichter macht, dass sie mir glauben, dass a) ihr Kind mit großer Wahrscheinlichkeit keine Neurodermitis hat und b) ein Eincremen mit einer fettreichen Salbe so lange nicht nötig ist, wie die Haut nicht rissig und nicht juckend ist.

Ich möchte nämlich erreichen, dass die Eltern sich die Chance geben, selbst zu erfahren, dass diese Art von Hauterscheinung ohne irgend eine Maßnahme von selbst verschwinden wird, beziehungsweise sie so die Möglichkeit haben zu erfahren, wodurch sie sich verschlechtert (zum Beispiel durch trockene Luft oder bei gestillten Babys, wenn die Mutter Zitrusfrüchte isst oder Multivitaminsäfte trinkt), aber auch, wodurch sie sich verbessert (zum Beispiel an der frischen Luft, an der

Sonne, und wenn die Mutter auf Vitamin C-haltige Speisen oder Getränke kurzfristig verzichtet). Tatsächlich ist es so, dass man nur auf diese Weise erfahren kann, dass auch ohne Cremen die Haut sich bessern kann. Wenn die Eltern nämlich irgendetwas auf die Haut auftragen und sich die Haut danach verbessert, schieben sie diese Verbesserung selbstredend auf die durchgeführte Maßnahme, ohne zu ahnen, dass es, wie es eben nach meiner Beobachtung meistens passiert, auch ohne Manipulation – von alleine – besser geworden wäre…!

> **Baby-Hautpflege: weniger ist manchmal besser**

So können Sie sich jetzt selbst herleiten, dass im Zuge der Breizufütterung und des zunehmenden Gewöhnens an die normale Ernährung es immer mal wieder zu Hautreaktionen beim Baby kommen kann, die anzeigen, dass eine gewisse *Unverträglichkeit* besteht, die für ein Verzichten auf dieses Lebensmittel zumindest mal für die nächsten sechs Monate sprechen. Tatsächlich werden in den ersten Lebensjahren nicht alle Lebensmittel gleich gut vertragen, viele Kinder reagieren mit Hautausschlägen auf Ei (weich oder hart gekocht), Tomaten, Erdbeeren, Waldbeeren, Nüsse, Zitrusfrüchte und häufig auf Vitamin C-haltige Getränke wie Frucht- und Multivitaminsäfte. Nach dem zweiten bis spätestens vierten Geburtstag werden diese Lebensmittel dann aber meist problemlos vertragen.

Kalte Hände und Füße

Das Phänomen der *kalten Hände und Füße,* insbesondere beim Schlafen, ist ebenfalls Gegenstand und Grund häufiger Beunruhigung der Eltern, die glauben, dass sie ihr Kind nicht warm genug angezogen beziehungsweise zugedeckt haben, und deshalb im Schlafzimmer die Heizung anlassen und die Fenster geschlossen halten. Es ist wichtig zu wissen, dass kalte Hände und Füße bei Babys eine völlig normale Erscheinung sind. Die Erklärung dafür: vorzugsweise im Schlaf wird die Durchblutung der Extremitäten gedrosselt, sozusagen als Sparmaßnahme, denn sie erfüllen während des Schlafens keinerlei Funktion und brauchen deshalb auch nicht stark durchblutet zu werden. Das führt dazu, dass weniger Wärme bringendes Blut in die Hände und Füße gelangt, weshalb sie kalt erscheinen. Auch wenn man den Kindern Handschuhe oder zusätzliche Socken anzieht, werden sie trotzdem nicht wärmer… Will man den Wärmezustand des Babys wissen, prüft man am besten die Haut im Nacken des Babys.

> **Im Schlafzimmer gilt: Heizung zu und Fenster auf**

Und an dieser Stelle die dringende Bitte von mir, grundsätzlich die Heizung im Schlafzimmer abzudrehen und stets ein Fenster aufzulassen, auch im Winter wenigstens im gekippten Zustand. Glauben Sie mir: *Frischluft* ist für die Schleimhäute der Atemorgane und für die Abhärtung das Beste, was Sie Ihrem Kind anbieten können!

Die abendliche Unruhephase

In den ersten 3-4 Monaten, beginnend meist ab der 2./3. Lebenswoche hat so gut wie jedes Baby eine Phase, meistens in den Abend- oder Nachtstunden, in der es unruhig ist oder einfach am Stück schreit, ohne dass es durch irgendeine Maßnahme zu beruhigen wäre. Und das passiert regelhaft täglich fast immer zur gleichen Zeit. Die Ausprägung ist unterschiedlich – das heißt unterschiedlich lang und unterschiedlich stark. Wenn man Glück hat, abends zwischen 19 und 20 Uhr; wenn man viel Pech hat nachts zwischen 2 und 4 Uhr. Der Grund für diese Unruhephase ist bis heute nicht eindeutig geklärt – entsprechend gibt es auch keine wirklich wirksamen Maßnahmen oder Medikamente. Nach der Schreiphase schlafen die Kinder meistens erschöpft ein und am nächsten Morgen ist alles wieder in bester Ordnung. Zwar werden literweise die Entschäumertropfen verabreicht, weil man diese Unruhephase als Blähungsbeschwerden deutet, aber wenn das Baby wirklich Blähungsbeschwerden hätte, dann wohl häufiger als immer nur zu einer ganz bestimmten Zeit, oder? Kurz gesagt: so wie diese Unruhephase, die auch die *3-Monats-Kolik* genannt wird, unverhofft da ist, so ist sie meist im 4. Lebensmonat auch wieder verschwunden. Ich meine, es ist besser, sie als unabwendbare Tatsache anzunehmen – sie scheint einfach zur Entwicklung eines Babys dazu zu gehören – und nicht gegen sie anzukämpfen, was meistens nur frustriert, weil nichts wirklich dagegen hilft. Einen Tipp habe ich dennoch: ich selbst habe bei meinem eigenen Kind während mancher abendlicher Unruhephase einfach einen Abendspaziergang mit dem schreienden Kind im Kinderwagen gemacht. Für mich war das leichter zu ertragen als das Geschrei in der Wohnung.

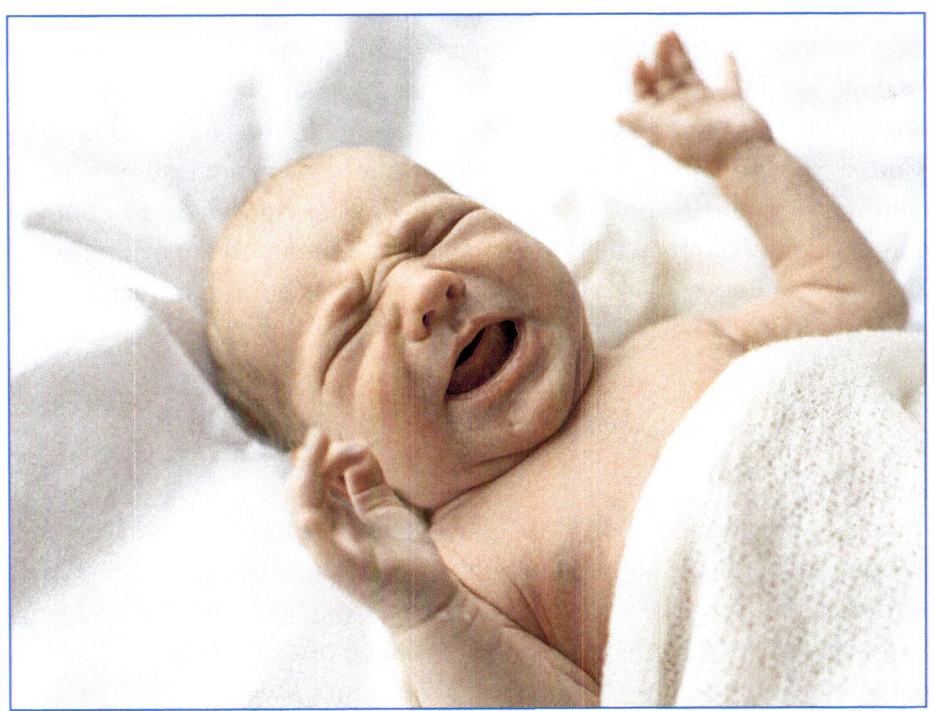

Schnuller und Co.

Die meisten Babys bestehen auf irgendetwas, auf was sie herum-nuckeln können, beziehungsweise lassen sich damit beruhigen, was von den meisten Familien als durchaus wünschenswert angesehen wird. Idealerweise ist dieses Nuckelgerät ein Schnuller, weil ihn kann man spätestens zum dritten Geburtstag dem Kind mit der richtigen Technik wieder wegnehmen (nämlich dass man es einfach rechtzeitig ankündigt und es dann konsequent auch durchführt). Nuckelt das Kind, weil es keinen Schnuller bekommt, stattdessen am Daumen, so wird das mit dem Wegnehmen eher schwieriger werden und zu ent-sprechenden Folgeerscheinungen an den Zähnen und Kiefern führen. Zwar gibt es Babys, die weder das eine noch das andere brauchen, aber glauben Sie mir: sie sind selten.

> **Lieber Schnuller als Daumen!**

In den ersten Lebenstagen kann das Schnuller-Nuckeln jedoch das Saugen an der Brust negativ beeinflussen, deshalb sollte mit dem Anbieten des Schnullers gewartet werden, bis das Stillen und Gedei-hen problemlos klappt. Das ist übrigens auch der Grund, weshalb in manchen Geburtskliniken keine Schnuller angeboten werden.

Die Zahnung

Häufiger als angenommen kommen die Zähne unbemerkt. Warum beginne ich diesen Abschnitt auf diese Weise? Weil viele Eltern davon ausgehen, dass die *Zahnung* immer eine problematische Sache sei und man unbedingt etwas „gegen das Zahnen" zuhause haben müsse. Sie ahnen schon: der Meinung bin ich nicht. Die ersten Zähne erscheinen meist nicht vor dem fünften Lebensmonat – also etwa um die Zeit der Vorsorgeuntersuchung U5 herum. Und nicht selten bin ich der erste, der bei der Mundinspektion mit der hellen Lampe bemerkt, dass schon das erste Zähnchen durchgebrochen ist…

Das Zahnen ist ein völlig natürlicher Prozess, der durchaus mit entsprechenden Begleiterscheinungen auftritt. Eine davon ist, dass die Kinder vermehrt auf etwas herumnagen und vermehrt Speichel produzieren.

> **Bei durchbrechenden Zähnen mit**
> **„Husten" und „Schnupfen" rechnen!**

Da dieser Schleim sich im tiefen Rachen ansammelt und vom Baby noch nicht weggeräuspert werden kann, wird er weggehustet. Auch wird bei dem Durchbruch der Oberkieferzähne oft die eng benachbarte Nasenschleimhaut zur vermehrten Schleimbildung angeregt, was – wie beim Schnupfen – zu einer laufenden oder verstopften Nase führen kann.

Eine zweite Begleiterscheinung ist, dass die Stühle weicher, grüner und stinkender werden – die so genannten Zahnstühle. Eine dritte: dass sie in der Nacht unruhiger schlafen. Manchen Babys hilft dabei ein Beissring oder entsprechende Zahnungsmittel (wie z. B. Zahnungsgel, Zahnungskügelchen oder sogar Schmerzzäpfchen). Es liegt natürlich vor allem im Ermessen und der Leidensfähigkeit der Eltern, was sie ihrem Kind bei diesem natürlichen Prozess so alles geben, aber ein Trost bleibt immer: irgendwann sind alle 20 Milchzähne da, spätestens bis zum vierten Geburtstag.

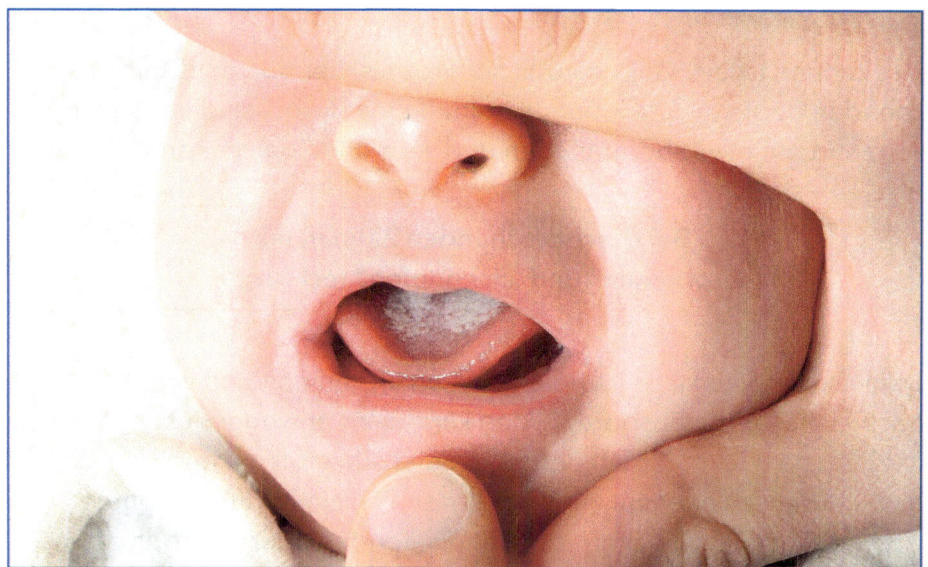

Mund- und Genitalpilz

Ein häufiger Grund für die Vorstellung bei mir ist das Auftreten von nicht abstreifbaren weißlichen Belägen auf der Zunge beziehungsweise an den Wangeninnenseiten und an den Lippen – dem *Mundpilz* bzw. *Mundsoor.* Er ist durch die Gabe von entsprechenden Medikamenten zwar leicht behandelbar – aber wichtig ist es zu wissen, wie es zu diesem Mundsoor kommt: es ist der Speichel von den Eltern beziehungsweise den größeren Geschwistern, der in den Mund des Babys gelangt, zum Beispiel

- über das Abschlecken des Schnullers, wenn er auf den Boden gefallen ist,
- über das Überprüfen der Temperatur des Fläschchens im Mund der Eltern,
- über das feuchte Abküssen usw.

Dieser Speichel enthält die Mundpilzerreger, die bei den Babys im ersten Lebensjahr den Mundpilz verursachen und über Speichelkontakt übertragen werden. Also besser den zu Boden gefallenen Schnuller unter dem Wasserhahn reinigen!

> **Schnuller mit Wasser, nicht im Mund der Eltern reinigen!**

Auch muss stets daran gedacht werden, dass es beim Stillen durch den Mundpilz zu einer Pilzinfektion der Brustwarze kommen kann, was meist nicht nur Schmerzen bei der Mutter auslöst sondern natürlich zu auch einer erneuten Infektion der Mundhöhle des Babys führen kann.

Noch häufiger als der Mundpilz ist der Hautpilz im Genitalbereich, der oft kombiniert mit Mundpilz auftritt, weil der Mundpilzerreger über das Schlucken in den Darm gelangt und schlussendlich auf der Haut im Genitalbereich landet. Der *Genitalpilz* wird aber auch unabhängig davon durch die im Stuhl vorhandenen Darmpilz-Erreger hervorgerufen, die in einer gewissen Konzentration zu unserer normalen Darmflora gehören. Diesen Hautpilz erkennt man daran, dass die durch ihn hervorgerufene Entzündung auf der Haut durch eine normale Pflege, zum Beispiel mit der weichen Zinkpaste, nicht besser, sondern ständig schlimmer wird. Das Auftragen einer speziellen Anti-Pilz-Zinkpaste führt dann zu einer raschen Besserung. Der Windelsoor, wie der Genitalpilz auch genannt wird, kommt praktisch nur in der Windelzeit vor. Sobald die Kinder auf die Toilette gehen, ist kein längerer Kontakt des Stuhles mit seinen entsprechenden Keimen mit der Genitalhaut mehr möglich und somit auch keine Infektion.

Vom Schleim und vom Rasseln

Spätestens beim Zahnen, bei vielen Babys aber auch schon vorher, fällt auf, dass sie sehr viel Speichel produzieren, den man oft vor allem im Schlaf als rasselndes Atemgeräusch hören kann. Dies wird dann auch im Rahmen eines Schnupfens, der ja vor allem in der kalten Jahreszeit etwas Häufiges darstellt, noch verstärkt, indem das Baby durch die behinderte Nasenatmung zur Mundatmung gezwungen wird. Dieses Rasseln und das meistens gleichzeitig auch vorhandene häufige Husten beunruhigt die Eltern und führt zur Vorstellung in der Sprechstunde. Bei der Untersuchung findet sich dann meist ein völlig gesund wirkendes Baby, welches aber in Nase, Mund und Rachen deutlich verschleimt ist; das Abhören der Lunge ergibt meist einen Normalbefund.

> **Babyhusten ersetzt Schneuzen und Räuspern**

Jetzt ist es wichtig, auf einen entscheidenden Unterschied von Säuglingen und Kleinkindern und uns Erwachsenen hinzuweisen: was machen denn wir, wenn wir Schleim in der Nase beziehungsweise im Hals haben? Richtig: wir schneuzen uns und räuspern uns und befreien uns auf diese Weise von dem lästigen Sekret. Und jetzt stellen Sie sich vor, Sie sind verschleimt und Sie können sich nicht schnäuzen und räuspern… was werden Sie tun? Sie werden unruhig, ärgern sich über die verstopfte Nase, spüren, wie durch den zunehmenden Schleim im Hals ein nicht aufzuhaltender Hustenreiz entsteht – und werden husten. Und genauso geht es den Babys mit vermehrter Schleimbildung, zum Beispiel beim Zahnen, oder bei einem Schnupfeninfekt – sie bekommen ihren Schleim, da sie sich nicht schnäuzen und nicht räuspern können, nur über einen reflektorischen Hustenreiz los, der dann entsteht, wenn sich genügend Schleim im tiefen Rachen angesammelt hat. Bis dahin rasselt's. Deshalb husten Babys so viel mehr als wir: weil der Reflexhusten eine Ersatzhandlung fürs Schnäuzen und Räuspern ist. Ihre berechtigte Frage ist: Was können wir also tun, um dem Baby zu helfen?

- *An der frischen Luft* ist alles deutlich besser, also raus mit ihm: morgens und nachmittags einen Spaziergang machen oder an das offene Fenster oder auf den Balkon oder die Terrasse stellen und ruhig auch mal dort schlafen lassen.

- Das *Schlafzimmerfenster kippen* und die *Heizung abdrehen.*

- Das ganze *Bett schräg stellen,* zum Beispiel durch das Unterlegen von Büchern oder eines Holzbalkens unter die vorderen Bettfüße, so dass das Baby zwar mit gerader Wirbelsäule auf der Unterlage liegt, aber dennoch die Nase der höchste Punkt des Körpers ist. Wir alle wissen, dass wir bei Schnupfen mit erhöhtem Oberkörper eher eine offene Nase behalten als in der flachen Körperlage. Nur ist wegen Erstickungsgefahr das Benützen von Kissen bei Babys verboten, deshalb stellen wir das ganze Bett schräg. Das Gleiche gilt natürlich auch für die Wippe beziehungsweise den Stuben- und den Kinderwagen.

- Wir können das Schnäuzen nicht wirklich ersetzen, aber mit der *Spülung durch Kochsalznasentropfen* wenigstens ein bisschen dazu beitragen, dass die Nase ihr Sekret los wird. Dazu füllen wir die Hälfte der Nasentropfenpipette mit Kochsalzlösung und spülen jedes Nasenloch so richtig „mit Schmackes" durch. Also nicht ein bisschen in die Nasenlöcher hinein tropfen, sondern richtig durchspülen, so dass das Baby anschließend zu prusten, schlucken, zu niesen und husten beginnt. Zugegeben: es liebt diese Maßnahme nicht – aber die Nase ist anschließend freier.

- Nehmen Sie eine *rohe Zwiebel,* schneiden Sie sie in Scheiben und hängen Sie sie in einem kleinen Säckchen ans Bettchen oder legen Sie sie auf einen Teller daneben. Zwar stinkt das Zimmer in kurzer Zeit richtig deutlich nach Zwiebeln, aber daran gewöhnt man sich schnell. Der Zwiebeldunst führt jedoch beim Baby meist zu einer freieren Nasenatmung, was den Schlaf sicherlich verbessern wird.

Und damit sind wir auch schon beim nächsten Problemthema, dem Schlaf.

Vom Einschlafen und Durchschlafen

In den ersten Lebenswochen ist das Schlafen meist kein großes Problem – ist das Baby nämlich satt, schläft es. Normalerweise wird es der Mutter zuliebe nach wenigen Wochen nachts eine Fütterung auslassen, so dass eine Schlafzeit ohne Unterbrechung von fünf bis sechs Stunden erreicht wird. Bedingung ist, dass das Kind am Abend ausreichend gesättigt wird.

Mit zunehmendem Alter und Gewicht steigt aber der Kalorienbedarf zum Sattwerden, so dass flüssige Nahrung allein nicht mehr ausreicht, um eine länger dauernde Sattphase zu erreichen – das heißt: das Baby wacht nachts wieder regelmäßig auf und braucht Nahrung, um anschließend wieder weiter zu schlafen. Ich habe beim Thema Ernährung ja bereits darauf hingewiesen, dass aus diesem Grund die abendliche Breiverfütterung notwendig wird.

> **Ein sattes Kind schläft eher durch**

Jetzt gibt es aber Babys, die, obwohl ausreichend Brei gegessen wurde, dennoch nachts alle zwei Stunden aufwachen und scheinbar nur durch Milch zufrieden zu stellen sind. Dazu muss man wissen, dass diese nächtlichen Fütterungen völlig unnötig sind, es hat ja mit dem Brei ausreichend zu Abend gegessen. Sie wollen aber vom Baby aus

Gewohnheitsgründen weiterhin beibehalten werden. Jetzt gilt es, die Milchflasche durch eine Wasserflasche zu ersetzen, wobei man selbstverständlich zunächst mit heftigem Protest rechnen, diesen jedoch konsequent negieren und dem Baby auf diese Weise klarmachen muss, dass es ab jetzt in der Nacht keine Milch mehr bekommt, egal wie es sich anstellt. Die Wasserflasche ist gänzlich uninteressant, und Sie werden sehen, dass es bald wegen der Wasserflasche es nicht mehr für nötig hält, nach ihr zu verlangen.

Noch ein wichtiger Satz zum Schlafverhalten von uns Menschen im allgemeinen: unser Schlaf unterliegt einem gewissen *Zyklus,* der darin besteht, dass wir nach dem Einschlafen rasch in einen Tiefschlaf fallen, aus dem wir nach etwa ein bis zwei Stunden wieder fast erwachen, um dann in einen erneuten Tiefschlaf zu fallen, der allerdings nicht mehr die gleiche Tiefe wie die erste Tiefschlafphase erreicht, um dann ebenfalls wieder fast zu erwachen usw.

Das ist der Grund, warum Babys und kleine Kinder oft in einem bestimmten Rhythmus immer wieder aufwachen, weil sie in dieser Übergangsphase von Tiefschlafphase zu Tiefschlafphase sich angewöhnt haben, nicht fast, sondern richtig aufzuwachen und zu kontrollieren, ob Mama oder Papa auch da sind. Und wenn Babys dann jedes Mal entsprechende Reaktionen ernten wie: Licht anmachen, ausgiebige Zuwendung, Fläschchengabe, Herausnehmen aus dem Bettchen und

Herumtragen, dann genießen die Babys dies, gewöhnen sich dran und werden das jede Nacht immer wieder aufs Neue verlangen.

Um ein solches *Schlafverhalten* zu ändern, kann man meines Erachtens nicht früh genug damit anfangen, solche Angewohnheiten gar nicht erst entstehen zu lassen. Je länger eine entsprechende Angewohnheit besteht, desto schwieriger wird es meist, sie zu verändern. Und mit schwieriger meine ich, entsprechend lange wird das Kind gegen diese Änderung protestieren, was teilweise unendlich viel Ausdauer und Kraft von den Eltern erfordert. Sie werden eventuell viele Nächte lang ein protestierend schreiendes Baby ertragen müssen, bis es die neuen Regeln akzeptiert hat.

In diesem Zusammenhang muss erwähnt werden, dass das Baby im *Elternbett* nur in Ausnahmefällen (z. B. bei Krankheit oder bei einem Gewitter) etwas zu suchen hat. Ansonsten schläft es idealerweise in seinem eigenen Bettchen, im ersten Lebensjahr praktischerweise im Schlafzimmer der Eltern.

> **Jeder schläft am besten im eigenen Bett:**
> **Eltern im Ehebett, Baby im Babybett**

Das *Einschlafen* geht am einfachsten, wenn es immer mit dem gleichen ruhigen Ritual abläuft: nach dem Umziehen bekommt das

Baby zum Beispiel ein Lied vorgesungen oder ein Gebet vorgesprochen. Anschließend wird es ins Bett gelegt, bekommt einen Gute-Nacht-Kuss und dann sollten die Eltern zügig das Zimmer verlassen und die Türe einen Spalt offen lassen. Also unbedingt ohne langes Händchen halten oder streicheln usw. und niemals bis zum Einschlafen – wenn Sie meinen Rat hören wollen: lassen Sie sich nicht zum Einschlaf- und Nachtsklaven ihres Kindes machen! Ihr Kind muss und wird lernen, alleine in den Schlaf zu finden. Und Sie haben unbedingt ein Recht auf eine Zeit am Abend für sich, Ihre Partnerschaft und Ihr Liebesleben!

> **Eltern sind keine Einschlaf- und Nacht-Sklaven!**

Oft höre ich die Frage: „Ja darf ich denn mein Baby schreien lassen, wird es nicht traumatisiert, vor allem, wenn es längere Zeit schreit?" Meine Antwort: Eine Traumatisierung findet nur statt, wenn die Tür geschlossen ist und das Baby sich dadurch alleingelassen fühlen könnte. Deshalb die Türe nicht schließen und gegebenenfalls bei anhaltendem Brüllen etwa alle 10 Minuten durch ausschließliches ruhiges kurzes Zureden (z. B. „Mama/Papa ist da, schlaf jetzt schön ein") dem Kind auf Hörweite signalisieren, dass es nicht alleingelassen ist, aber alleine in den Schlaf finden soll. Keinesfalls zielführend ist allerdings, es immer wieder aus dem Bettchen hochzunehmen und herum zu tragen.

Erziehung

Erziehung ist schlichtweg notwendig, um ein geordnetes Familien-leben zu ermöglichen. Sie funktioniert nach meinen Erfahrungen nur zufrieden stellend, wenn bestimmte Bedingungen erfüllt werden: sie muss eine verlässliche Konsequenz beinhalten, die Eltern müssen wissen, was für ein Ziel sie erreichen wollen, sie müssen möglichst mit einer Zunge reden – und sich ihrer Vorbildfunktion stets und vollauf bewusst sein.

Erziehung beginnt früher, als es den meisten Eltern bewusst ist. Sie ist bei dem einen Kind leichter, nämlich bei dem, dem man etwas einmal sagt, und das reicht schon, dass es folgt, und bei dem anderen Kind schwerer, dem man etwas hunderte Male sagen muss, bis es folgt. Das Prinzip aber bleibt das gleiche: Erziehung ist erfolgreich, wenn sie vom Gefühl der Liebe und Wärme geprägt ist und das jeweilige Ziel er-reicht wird . Dass das alles nicht einfach ist, beweist die große Zahl von Büchern und angebotenen Kursen zu diesem Thema.

> **Wichtige Erziehungsgrundsätze:**
> **1. Konsequenz und 2. Vorbild sein**

Ein Kind lernt allerdings auch schon mit einem Dreivierteljahr, ob ein Nein der Mama und des Papas auch wirklich ein Nein ist oder ob es durch entsprechendes Verhalten auch schnell wieder ein Ja wird, wodurch sicher kein Erziehungseffekt erzielt werden kann. Nur durch konsequenten Umgang mit entsprechenden Geboten oder Verboten wird das jeweilige Ziel erreicht. Wenn es heute dem Baby verboten ist, mit der Fernbedienung zu spielen, dann muss es das auch morgen sein. Wenn bestimmte Schubladen nicht ausgeräumt werden dürfen, dann dürfen sie das nie. Wenn Sie - wie ich - das Zähneputzen für eine notwendige Sache halten, dann müssen Sie die Zähne putzen, egal, wie sehr sich das Kind dagegen wehrt. Nur so wird es lernen, dass es keinen Sinn macht sich zu wehren, und irgendwann wird es mit der Gegenwehr aufhören.

Unfälle

Folgende Unfälle kommen im ersten Lebensjahr bei mir in der Praxis am häufigsten vor: der *Sturz vom Wickeltisch,* der *Sturz aus dem Babysafe* und *Verbrühungen* an heißem Wasser beziehungsweise Tee oder Kaffee.

Der Grund ist meist das Unterschätzen der plötzlich vorhandenen motorischen Fähigkeiten des Babys, sich schnell drehen oder beugen zu können, was zum *Sturz vom Wickeltisch* bzw. *aus dem Babysafe* oder der *Wippe* führt. Deshalb mein *dringender Appell:*

> **Babys nie ungesichert sein lassen –**
> **entweder mit einer Hand festhalten, mit einem Gurt sichern**
> **oder eben auf den Boden legen.**

Wenn sich das Baby nach einem Sturz auffällig verhält, muss es umgehend ärztlich untersucht werden. Auch wenn es Stunden später erst beginnt, zu stöhnen, zu erbrechen und apathisch zu werden, kann dies auf eine Gehirnerschütterung hinweisen und eine stationäre Beobachtung erforderlich machen.

Zu *Verbrennungen* kommt es durch den zu sorglosen und unbedachten Umgang mit heißen Flüssigkeiten in Reichweite der Kinder, die auch plötzlich z. B. an der Tischdecke ziehen und die heiße Teekanne zum Umstürzen bringen können. Schwere Verbrühungen bei Kindern gehören zu den schlimmsten Verletzungen, weil sie neben starken Schmerzen meist eine lange Heilungszeit und bleibende narbige Hautveränderungen nach sich ziehen: schon eine Tasse heißes Wasser vermag bei Babys bis zu 30% ihrer Körperoberfläche zu verbrühen, was grundsätzlich eine lebensbedrohliche Notfallsituation für sie ist und eine Alarmierung des Notarztes unbedingt erforderlich macht.

> **Die wichtigsten Sofortmaßnahmen bei Verbrühungen sind DAS SOFORTIGE ENTFERNEN DER KLEIDUNG über den betroffenen Hautstellen und das SOFORTIGE KÜHLEN mit lauwarmen Wasser, nicht kälter als 15 °C für 15 Minuten, also so lange, bis der Notarzt eintrifft.**

Fieber

Wenn Ihr Baby *Fieber* hat, also eine Körpertemperatur über 38 °C, und zwar im Popo gemessen, befindet es sich in einem Ausnahmezustand. Das heißt, sein Körper versucht, durch eine Erhöhung der Körpertemperatur mit einem Problem, meist einer Infektion, fertig zu werden.

Fieber = Temperatur über 38 °C (im Popo im gemessen)

Wenn neben der Temperatur auch eine deutliche Verschlechterung des Allgemeinzustandes besteht, dann empfiehlt es sich, möglichst noch am gleichen Tag den Kinderarzt aufzusuchen. Dieser wird versuchen, den Grund für das Fieber herauszubekommen, um eine entsprechende Therapie einleiten zu können. Grundsätzlich ist das Fieber eine natürliche Reaktion, das heißt nicht unbedingt etwas, was man immer und automatisch senken muss.

Die kritische Grenze bei Fieber ist 42 °C und nicht, wie meist geglaubt, 40 °C.

Auch sagt die Höhe des Fiebers nichts über die zugrunde liegende Erkrankung aus, führt aber meist zu einer individuellen Beeinträchtigung des Trink- und Essverhaltens und des Allgemeinzustandes. Bei Kindern unter einem Jahr aber ist Fieber eher ungewöhnlich und immer abklärungsbedürftig.

Ich höre öfter in der Sprechstunde, dass das Kind wohl Fieber haben müsse, weil es sich so heiß anfühle – ich kann nur davor warnen, sich auf solche Gefühle zu verlassen, weil die einzig sichere Methode, bei Babys Fieber exakt zu bestimmen, die Messung der *Popo-Temperatur* ist. Und damit wissen Sie auch, was ich als Temperaturmessgerät für sinnvoll und nötig erachte: das ganz normale digitale Fieberthermometer für wenige Euro.

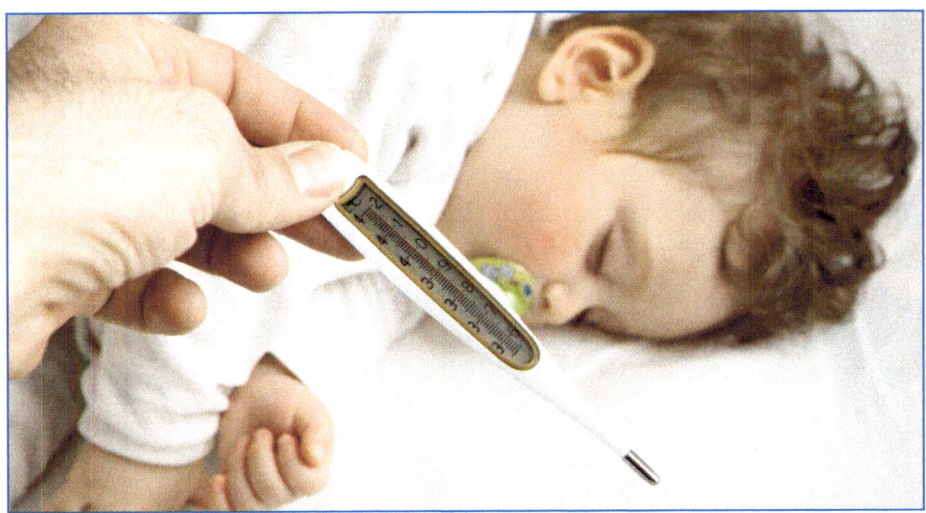

Wann Kontakt zum Kinderarzt?

Immer dann, wenn sich Ihr Baby anders verhält, wie Sie es gewohnt sind, Sie sich unsicher fühlen, Ihr Instinkt Ihnen sagt, dass etwas nicht stimmt und Sie gerne Hilfe hätten, sollten Sie sich mit Ihrem Kinderarzt in Verbindung setzen. Manchmal reicht auch eine telefonische Beratung, um zu erfahren, ob der Kinderarzt aufgrund der geschilderten Symptome eine Untersuchung bald für nötig hält oder nicht.

Der plötzliche Kindstod

Der *plötzliche Kindstod* ist definiert als ein plötzlicher Tod eines Säuglings aufgrund einer unbekannten bzw. ungeklärten Todesursache. Er kann jedes Baby betreffen, also auch jenes, welches bis dahin völlig gesund gewesen war. Wir wissen durch statistische Auswertungen, dass bestimmte Bedingungen das Risiko für diesen plötzlichen Kindstod vermindern: erstens das *Stillen,* zweitens, wenn das Kind auf dem *Rücken schläft,* drittens wenn es in einem *Schlafsack schläft* und viertens, wenn in der Familie *nicht geraucht* wird. Diese Empfehlungen bedürfen keines weiteren Kommentars meinerseits – sie sind einfach wichtig zu wissen.

Schutzimpfungen

Die *Schutzimpfungen* werden bei uns in Deutschland durch die ständige Impfkommission, die so genannte STIKO, empfohlen, die aus Experten besteht und im Auftrag des Bundesgesundheitsministeriums handelt. Diesen Empfehlungen folgen in meiner Praxis ca. 90 % aller Eltern, weil sie ihnen vertrauen.

Die Durchführung von Impfungen, die es jetzt seit etwa 50 Jahren gibt, hat dazu geführt, dass bestimmte Krankheiten, wie zum Beispiel die Pocken, weltweit nicht mehr vorkommen und die Menschheit nicht mehr bedrohen. Auch führen sie dazu, dass bestimmte Krankheiten und ihre gefürchteten Komplikationen bei den geimpften Menschen entweder gar nicht, oder zumindest stark abgeschwächt, auftreten können.

Impfungen aktivieren das Immunsystem und führen zur Bildung von schützenden Antikörpern gegen bestimmte Erkrankungen. Wir unterscheiden so genannte *Totimpfstoffe,* die lediglich aus der Hülle eines Bakteriums beziehungsweise eines Virus bestehen und deshalb selbst keine Krankheit auslösen können (wie zum Beispiel der Tetanus Impfstoff) von den *Lebendimpfstoffen* (wie zum Beispiel der Masernimpfstoff), die aus soweit abgeschwächten Erregern bestehen, dass sie normalerweise die Erkrankung auch nicht auslösen können, aber trotzdem eine ausreichende Bildung von schützenden Antikörpern zur Folge haben.

Damit ein ausreichender *Immunschutz* aufgebaut werden kann, ist zunächst eine *Grundimmunisierung* notwendig, das heißt es müssen die meisten Impfungen mehrmals in bestimmten Abständen gegeben werden bis ein sicherer Schutz erreicht ist. So sollen bereits ab dem dritten Monat die ersten Impfungen durchgeführt werden, damit im Alter von einem Jahr die Grundimmunisierung abgeschlossen werden kann (z. B. von Tetanus, Diphtherie, Polio, Keuchhusten und weitere).

An dieser Stelle muss ich kurz auf den mehr oder weniger bekannten Nestschutz eingehen: Unter dem *Nestschutz* versteht man das Vorhandensein von mütterlichen Antikörpern, die noch vor der Geburt über die Nabelschnur in den Körper des Babys gelangt sind. Und eben nicht, wie oft fälschlich angenommen, über die Muttermilch aufgenommen werden! Diese mütterlichen Antikörper führen in den ersten Lebensmonaten meist zu einem Schutz vor den Kinderkrankheiten Masern, Röteln, Mumps und Windpocken, sie haben jedoch eine begrenzte Lebenszeit. Deshalb muss das Baby seine eigenen Antikörper durch die Impfungen gegen diese Krankheiten, empfohlen frühestens ab dem 10.-12. Lebensmonat, selbst bilden.

Heutzutage werden *Mehrfach-Impfstoffe* empfohlen und verwendet, weil damit die Anzahl der Stiche, insbesondere aber auch die Menge an Konservierungsstoffen reduziert werden kann. Auch wenn es erstaunlich ist: die Mehrfachimpfstoffe werden sehr gut vertragen. Die meisten meiner geimpften Babys reagieren auf die Impfungen gar nicht beziehungsweise mit eher vermehrter Müdigkeit, obwohl eigentlich zu erwarten wäre, dass bestimmte Reaktionen wie Unruhe oder Fieber häufiger vorkommen. Auftretendes Fieber nach der Impfung über 38,5 °C sollte mit einem Fieberzäpfchen behandelt werden, so die Empfehlung. Tatsächlich kommt dies eher selten vor, und nach der Gabe eines Zäpfchens ist die Impffieberreaktion dann auch meist rasch beendet.

Ich habe vorher erwähnt, dass in meiner Praxis ca. 90 % der Eltern sich diesen Impfempfehlungen anschließen. Die anderen Eltern tun es entweder nur teilweise, das heißt, sie lassen nur bestimmte Impfungen durchführen, so weit dies mit Einzelimpfstoffen eben möglich ist, und andere beginnen mit den Impfungen später, was grundsätzlich geht, aber dann auch erst später zum Erreichen des Impfschutzes führt. Nur ganz wenige Eltern lassen ihre Kinder gar nicht impfen. Gründe für ihre Verweigerung sind manchmal in entsprechend schlimmen Erfahrungen mit Impfungen begründet. Zum Beispiel war die vorhin schon von mir erwähnte Pockenimpfung, die bis ca. 1980 eine weltweite Pflichtimpfung war, eine nicht ungefährliche Impfung, die leider auch viele gesunde Impflinge ums Leben gebracht hat. So ist verständlich, dass in den Familien, in denen ein Mitglied an dieser Impfung verstarb, eine Zurückhaltung gegenüber Impfungen entstand. Auch gibt es weltanschauliche Gründe, wegen denen Impfungen abgelehnt werden. Wie auch immer die Eltern sich entscheiden: für mich ist es wichtig zu wissen, dass sie sich mit diesem Thema befasst und eine Entscheidung getroffen haben, zu der sie auch später stehen können.

Als Kinderarzt kenne ich die Krankheiten, gegen die geimpft werden kann und deren mögliche schlimmen Komplikationen. Und ich kenne die Folgen von Impfungen, die ich bei den vielen tausenden Impfungen, die ich selbst durchgeführt habe, bisher erlebt habe, nämlich bisher keine wirklich erwähnenswert schlimmen. Wäge ich nun die Argumente Pro und Contra ab, dann sprechen für mich deutlich mehr Argumente für die Schutzimpfungen als gegen sie. Leider haben die allermeisten Eltern nicht die Voraussetzungen, dieses Abwägen in der gleichen wissenden Weise durchführen zu können wie ich.

Heutzutage sehen wir die meisten üblen Krankheiten nicht mehr – Gott sei Dank – leider aber mit der Folge, dass die Gefährlichkeit dieser Krankheiten ebenfalls aus unserem Bewusstsein verschwindet. Und das führt zu einem Trugschluss: denn auch wenn wir die Gefährlichkeit der Krankheiten nicht mehr wahrnehmen, so ist sie leider dennoch da.

Die Impfungen werden in ein *Impfheft* eingetragen und dem gelben Vorsorgeheft hinzugefügt.

Die Impfungen ihres Kindes sollten die Eltern zum Anlass nehmen, um mal einen Blick in ihr Impfheft zu werfen, denn spätestens alle 10 Jahre sind auch für sie nach den Empfehlungen der Stiko bestimmte Auffrischimpfungen erforderlich, insbesondere gegen Tetanus, Diphtherie, Keuchhusten und gegebenenfalls Polio.

Aktuelle Empfehlungen zum Thema Impfungen bzw. der STIKO finden Sie im Internet auf der Seite des Robert-Koch-Institutes: *www.rki.de*

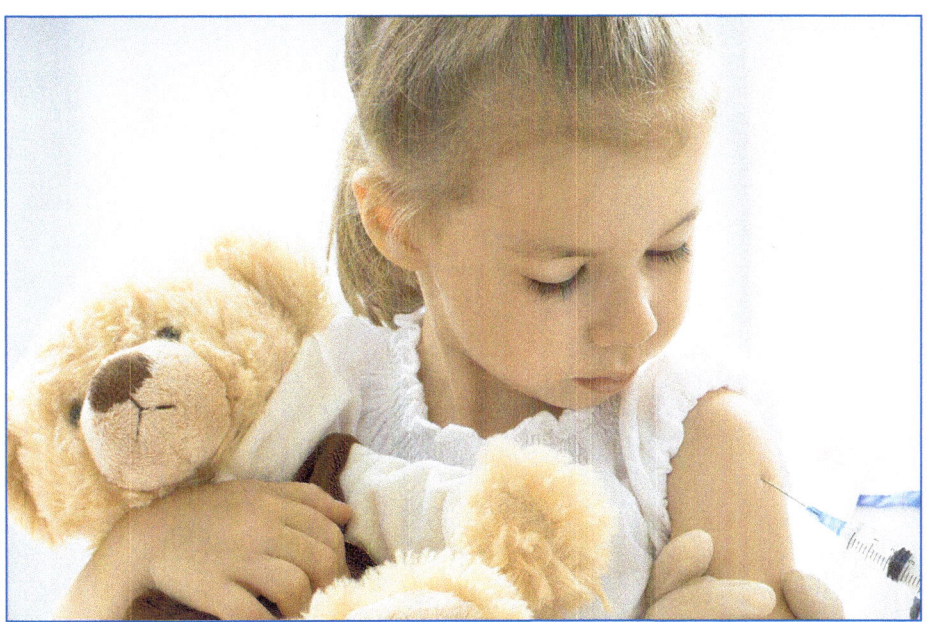

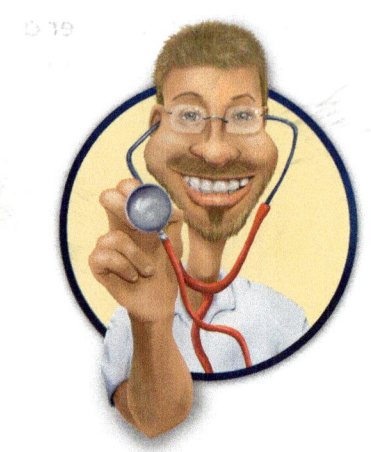

Zu Guter Letzt

Jetzt wissen Sie aus erster Hand, was alles auf Sie und ihr Baby im ersten Lebensjahr zukommen wird. Ich bin mir sicher, dass meine Erfahrungen Ihnen helfen, Ihr Baby besser begleiten und fördern zu können.

Und wenn Sie wollen, lesen Sie mein Buch über die Kleinkinder- und Kindergartenzeit **„Mein Kind im 2.-7. Lebensjahr".**

Ihr

Weitere Informationen finden Sie auf meiner Webseite
www.kinderarztvombodensee.de

Viele weitere nützliche Tipps und interessante Informationen aus der Kinderarzt-Praxis finden Sie in meinen kostenlosen Info-Videos auf meinem Youtube-Kanal **Christof Metzler.**

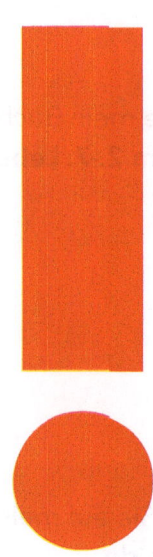

Alles Wichtige in Kürze

Vitamin-K-Tropfen sind sinnvoll und notwendig. Insgesamt 3-malige Gabe in den ersten 6 Wochen.

Tägliche Gabe von *Vitamin-D* zur Rachitis-Vorbeugung sowie von Fluor (spätestens ab Zahndurchbruch) zur Kariesprophylaxe – vorzugsweise als Kombipräparat – mindestens bis zum ersten Geburtstag.

Das ausschließliche Liegen des Kopfes in immer der gleichen Haltung *("Lieblingsseite")* führt zu Schädelverformungen! Deshalb für abwechselnde Kopf-Liegehaltung sorgen und im Wachzustand Bauchlage bevorzugen. Schlafen jedoch ausschließlich in Rückenlage!

Im Alltag auf *Hörreaktionen* achten (z. B. beobachtbares Innehalten/ Beruhigen bei Musik oder Erschrecken bei plötzlichen lauten Geräuschen?)

Grundsatz: *Sprechen Lernen* ist nur möglich durch *Hören von Sprache.*

Stillen möglichst mindestens 4 Monate lang – wenn nicht oder nur teilweise möglich, Vollfütterung oder Zufütterung mit *Pre-HA-Nahrung* bei allergisch belasteten Familien. Bei keiner allergischen Belastung Gabe von normaler Pre-Nahrung. Nach 4 Monaten Brei-Zufütterung möglich und sinnvoll.

Bei *„Babyakne"* ist keinerlei Hautpflege erforderlich. Einmaliges wöchentliches Baden im Ölbad genügt. „Was das Baby nicht juckt, braucht die Eltern auch nicht jucken!" Keinen Kampf gegen den Milchschorf (= Kopfgneis) führen!

Die *abendliche Unruhephase* ist normal für jedes Baby! Sie kommt und geht von alleine – es gibt keine wirklich effektive Therapie – am besten einfach hinnehmen.

Wenn Nuckelbedürfnis – dann besser *Schnuller* als Daumen! In den ersten Lebenstagen kann das Saugen-Lernen an der Brust durch den Schnuller beeinträchtigt werden, deshalb wird er auf vielen Geburtsstationen nicht mehr gegeben.

Das *Zahnen* kommt oft später als vermutet, wird gerne mit der „oralen Phase" verwechselt – sollte als natürlicher, manchmal auch schmerzhafter Prozess verstanden werden.

Mundpilz (= Mundsoor) wird im 1. Lebensjahr durch Kontakt mit Speicheltröpfchen aus dem Mund von Erwachsenen oder größeren Kindern verursacht – deshalb kein Schnuller-/Sauger- oder Löffel-Abschlecken, keine Mund-zu-Mund-Küsse usw.

Verschleimung und Rasseln sind vor allem Folge des Unvermögens, bewusst schnäuzen und sich räuspern zu können. Hilfreich zum

Erreichen einer freien Nase sind Frischluft, Schräglagerung, Spülung mit Kochsalz-Nasentropfen, Auftragen von Nasenbalsam o.ä., Zwiebeldunst.

Ein- und Durchschlafen nur möglich für ein sattes Kind – empfehlenswert sind ein stets gleiches Einschlafritual und Vorgehen der Eltern mit dem Ziel, keine Einschlaf-Sklaven zu werden. (Ein-)Schlafen im Elternbett nur in Ausnahmefällen (z. B. bei Krankheit oder Gewitter)!

Häufigste Unfälle: Sturz vom Wickeltisch und aus Baby-Safe, Verbrühungen an heißen Flüssigkeiten – Häufigster Grund: Unterschätzung der „plötzlich" vorhandenen motorischen Fertigkeiten.

Fieber ist eine Temperaturerhöhung über 38 °C und zunächst ein physiologischer (= natürlicher) Prozess – aber immer ein Ausnahmezustand und eine mehr oder weniger große Belastung für das Baby. Gefährlich erst ab 42 °C (nicht etwa 40 °C!). Empfehlung: Messung der Rektaltemperatur (Popo) mittels digitalem Fieberthermometer. Bei Babys baldmöglichst ärztliche Untersuchung zur Klärung der **Fieberursache!**

Kontakt zum Kinderarzt herstellen, wenn elterlicher Instinkt es verlangt (z. B. weil das Baby sich völlig anders verhält als gewohnt).

Plötzlicher Kindstod kommt weniger häufig vor bei gestillten Kindern, die im Schlafsack auf dem Rücken liegend schlafen und in deren Familie nicht geraucht wird.

Schutzimpfungen von ständiger Impfkommission (Stiko) empfohlen, vorzugsweise als Mehrfachimpfstoff. Grundimmunisierung erfordert mehrere Injektionen, Beginn ab 7. Woche (Schluckimpfung gegen Rotaviren) bzw. ab 3. Monat. Impfreaktionen sind eher die Ausnahme, bei Fieber-Reaktion über 38,5 °C nach Impfung Gabe von Fieber-zäpfchen empfohlen. Bewusste und überlegte Impfentscheidung der Eltern wünschenswert. Viele Krankheiten sind durch Impfungen selten geworden, bleiben dennoch weiterhin gefährlich. Deshalb ist auch eine Impfpasskontrolle der Eltern sinnvoll!

Weitere Infos zum Thema
Impfungen/ständige Impfkommission/aktueller Impfplan:
www.rki.de

Für den Notfall

Empfohlene Notfall-Hausapotheke (Grundausrüstung):

1. Fieber-/Schmerzmittel als Zäpfchen oder Saft (Ibuprofen oder Paracetamol, gewichtsabhängig dosiert)

2. abschwellende Nasentropfen oder Nasenspray

3. Wund-Desinfektionsmittel (z. B. Octenidin-Lösung oder PVP-Jod-salbe) zur Akut-Behandlung bei offenen Verletzungen (Schürfungen, Schnittverletzungen)

4. Pflaster, sterile Kompressen, Mullbinden und elastische Binde

Notruf (auch Kinder-Notarzt): Telefon **112**

Kostenfreie Hotline zur Abfrage der diensthabenden Notdienstapotheken: Telefon 0800/0022833

Giftnotrufzentralen:

Berlin: Telefon 030 - 19 240
Bonn: Telefon 02 28 - 19 240
Erfurt: Telefon 03 61 - 73 07 30
Freiburg: Telefon 07 61 - 19 240
Göttingen: Telefon 05 51 - 19 240
Homburg/Saar: Telefon 0 68 41 - 19 240
Mainz: Telefon 0 61 31 - 19 240
München: Telefon 089 - 19 240

Checkliste für eine kindersichere Wohnung

- Kindersicherungen in Steckdosen anbringen,
- Wenn möglich Fehlerstrom-Schutzschalter im Sicherungskasten einbauen lassen.
- Offen liegende Kabel in Kabelkanälen verschwinden lassen oder mit Kabelclips fixieren.
- Schutzgitter am Herd anbringen.
- Prüfen, ob Verbrennungen an Backofentüren, Schwedenöfen, Kaminfenstern etc. möglich sind. Wenn ja, Schutzvorkehrungen treffen.
- Reinigungsmittel, Medikamente, Kosmetika, Zigaretten wegschließen.
- Schränke und Schubladen mit gefährlichem Inhalt mit Kindersicherungen ausstatten.
- Scharfe Möbel-Ecken und -Kanten durch Schutzkappen und Schaumstoff-Rohrisolierungen (aus dem Baumarkt) entschärfen.
- Geräte, Gläser etc. in Regalen unerreichbar verräumen.
- Zimmerpflanzen außer Reichweite platzieren.
- Aufhängung von Gardinen und Vorhängen überprüfen.
- Kleinmöbel gegen Umkippen sichern.
- Regalbretter gegen Herausfallen fixieren.
- Treppen durch Gitter versperren.
- Hochstuhl am Tisch vor Umkippen sichern (z.B. mit einer Schnur festbinden).
- Anti-Rutschmatte unter Teppiche legen.
- Rutschfeste Matten in Badewanne/Dusche legen.

- Scharfkantige Heizkörper verkleiden.
- Türen gegen Zufallen sichern.
- Türschlüssel abziehen.
- Nicht bruchsichere Glastüren mit Splitterschutzfolie bekleben oder durch bruchsicheres Glas ersetzen.
- Öffnungs-Sperren an Fenstern und Balkontüren anbringen.
- Balkon gegen Abstürze sichern (z.B. Kletterhilfen vom Balkon entfernen).
- Auf Tischdecken verzichten.
- Anti-Rutsch-Socken anziehen.